AVIS
AUX CAPITAINES NAVIGATEURS.

INSTRUCTION
COURTE ET MÉDICALE,

Rédigée successivement pour guider MM. les Capitaines navigateurs qui, n'ayant pas de chirurgien à bord, emportent un coffre de médicaments, dangereux s'ils s'en servent mal, ou nuls s'ils n'osent les employer; ce qui parfois serait prudent. Ainsi, les conseils de circonstance que je donne ici, se bornent à ce que chacun pourra faire dans un bâtiment qui, entre le ciel et l'eau, n'offre pas d'autres ressources.

J'ai navigué. Philantropie est ma devise.

MOYENS D'ELOIGNER LES MALADIES.

Composer son équipage d'hommes robustes et sains, honnêtes et vigilants, pourvus de vêtements de rechange, et ne se couchant jamais mouillés; surveiller scrupuleusement la propreté dans l'intérieur du navire; en renouveller l'air souvent; enlever journellement l'eau croupie dans la sentine avec la pompe (y jeter un verre de vinaigre), pour éloigner l'humidité et les mauvaises odeurs, toujours mal saines pour ceux qui y couchent, et pouvant gâter les vivres et autres denrées qu'on y renferme; avoir à bord un philtre pour l'eau. L'air et l'eau purs, ainsi que les aliments sains, sont en tout temps et en tous lieux les premiers agents d'une bonne santé.

Ces préliminaires doivent donner de la confiance aux passagers et aux marins qui, par leurs travaux, sont exposés à plusieurs accidents graves. Venons au secours des uns et des autres. Comme à bord il n'y a ni poids ni mesures, nous donnerons des à-peu-près sans conséquence, vu que les remèdes actifs sont pesés par doses dans le coffre.

Article 1er — MAL DE MER.

Pour éviter le mal de mer, on se placera sur le creux de l'estomac un petit sachet plat contenant deux gros de safran en filet; il sera suspendu au cou par un ruban, et fixé sur le creux de l'estomac par un autre ruban qui fera le tour du corps, et se nouera sur le devant par un nœud et une ganse.

2 — CHUTE.

Si elle est forte, et que des contusions paraissent, on les couvre de compresses trempées dans l'eau salée, et on boit plusieurs jours de suite une infusion de vulnéraire suisse; on frotte ensuite avec l'eau vulnéraire ou l'eau-de-vie camphrée.

.3 — ENTORSES AUX PIEDS ET AUX POIGNETS.

On trempe de suite l'un ou l'autre dans un seau d'eau de mer, auquel on ajoute un verre de vinaigre et une demi-poignée de sel : ensuite, on entoure la partie de linges trempés de la même eau, et qu'on arrose de temps en temps.

4. — FRACTURE D'UN BRAS OU D'UNE JAMBE.

Le malade couché dans un cadre, on alongera le membre doucement et de son mieux, pour remettre l'os en droite ligne; on l'entourera de compresses d'eau-de-vie camphrée, de deux règles de bois de chaque côté, qu'on serrera un peu avec une longue bande, et on abordera le plutôt possible.

5. — CORPS ÉTRANGERS AVALÉS, SOIT OS, ARRÊTES, etc.

Si la chose est engagée dans le gosier, on se gardera bien de l'enfoncer, à moins que ce soit quelque aliment qui puisse se digérer. On tâchera de le retirer avec une pince; et, si on ne le peut, on fera avaler petit à petit deux grains d'émétique dans un demi-verre d'eau, pour faire vomir. Si on le rend, comme il est probable, on fera boire de l'eau tiède avec un peu d'huile d'olive. On fera de même si le corps étranger, tombé dans l'estomac, n'est pas de nature à se digérer.

6. — MAUX DE DENTS.

On mettra une cuillerée de teinture d'absinthe dans un verre d'eau, et on se rincera la bouche plusieurs fois dans la journée. Si cela ne suffit pas, on mettra dans le creux de la dent gros comme une tête d'épingle d'opium.

Se rincer la bouche, tous les matins, avec de l'eau ou du vin d'absinthe, conserve les dents et les gencives des gens de mer. On fera bien de ne pas le négliger.

7. — BRULURES.

On mouille un morceau de linge, on le frotte avec du savon jusqu'à ce qu'il en soit couvert; on l'applique dessus sans couper les ampoules : quand elles tombent, on panse avec du cérat, dans lequel on met un peu d'extrait de saturne.

8 — CLOUS.

On met dessus un emplâtre de diachylon gommé. Quand ils suppurent, un peu de baume d'Arcœus sur de la charpie, et un emplâtre d'onguent de la Mère par dessus.

Pour un abcès, des cataplasmes de graine de lin; s'il s'ouvre, on le panse comme les clous.

Une plaie déchirée, on la laisse saigner, on la lave et on la panse; aussi de même, quand elle suppure.

9. — COUPS DE SOLEIL.

Les jambes dans l'eau tiède et non chaude, des linges trempés dans l'eau dégourdie avec un peu de vinaigre sur la partie affectée, en faire boire souvent; et, si la maladie est grave, un bain froid, mais court, de tout le corps peut se renouveller.

10. — MIGRAINES VIOLENTES.

Essayer d'abord une tasse de café pur; si cela ne réussit pas, prendre une dose d'ipécacuanha et vomir.

11. — MAUX D'OREILLES.

Mettre dedans, soir et matin, cinq ou six gouttes de baume tranquille, et un peu de coton par dessus.

12. — SAIGNEMENTS DE NEZ TROP ABONDANTS.

On fond, dans un verre d'eau, gros comme un pois d'alun en poudre, et on aspire par le nez à plusieurs reprises; on fait aussi un petit rouleau de charpie imbibée dans la même eau, et qu'on pousse au fond de la narine qui saigne : si cela ne réussit pas, on trempera un linge en huit doubles dans l'eau fraîche, on l'applique brusquement sur les bourses, et le sang s'arrêtera.

13. — CRACHEMENTS DE SANG.

Celui qui y est sujet sera toujours dispensé de virer au cabestan et de se servir du porte-voix.

S'il arrive tout-à-coup, diète absolue, repos, la tête relevée, les pieds dans l'eau tiède soir et matin; des lavements émollients et de la tisane faite avec la racine de grande consoude.

14. — PERTES DE SANG PAR BLESSURES.

Si le sang est d'un rouge foncé, on rapprochera les bords de la plaie, on mettra de la charpie sèche dessus, une compresse, et on serrera avec une bande.

Si le sang est d'un rouge vermeil et sort en sautillant, on mettra dans la plaie un morceau d'agaric de chêne, et on la réunira ; on mettra dessus de la colophane et de la charpie, une compresse et une bande serrées.

15. — APOPLEXIE OU COUP DE SANG.

On couchera le malade la tête haute, on le desserrera de partout, les jambes et les pieds dans l'eau tiède, avec une poignée de sel ; de l'alkali volatil sous le nez, avec le bout du doigt ; des lavements d'eau de mer, ou de décoction de tabac à fumer ; on peut même y ajouter six grains d'émétique. Si on craignait pour la vie, et que l'homme fût sanguin et mangeur, n'ayant rien pris de trois ou quatre heures, on fera sur la chair de chaque mollet quatre à cinq petites coupures en long, avec un rasoir, pour le saigner abondamment, en tenant les jambes et les pieds dans l'eau chaude ; et, dès qu'il le pourra, on lui fera boire abondamment de la limonade au vinaigre, ou mieux au jus de citron, et on le purgera fortement.

16. — ASPHYXIE OU PERTE DE CONNAISSANCE ET DU POULS EN MÊME TEMPS.

Pour avoir respiré la vapeur du charbon ou du soufre enflammé, ou être resté dans un endroit étroit et privé d'air :

L'exposer de suite au grand air, le déboutonner de partout, lui jeter fortement et à plusieurs reprises de l'eau froide sur la figure, lui porter de l'alkali volatil sous le nez, lui en faire avaler cinq à six gouttes dans un demi-verre d'eau, le répéter si on peut ; des lavements d'eau tiède avec du savon fondu ; lui faire boire ensuite de la limonade au vinaigre, faute de citron ; le tenir à une diète absolue.

17. — FAIBLESSE SANS PERTE DU POULS.

On étend l'homme par terre, on lui défait son col et on lui jette de l'eau au visage et il revient ; s'il a des convulsions ou des tremblements, on lui donne dix à douze gouttes d'éther sur un morceau de sucre ; pour boisson, de l'eau et du vin.

18. — MAUX D'ESTOMAC.

Gros comme le bout du doigt de thériaque délayée dans un verre de vin. On l'avale quelques moments avant dîner ; ou comme une prise de tabac de rhubarbe en poudre, qu'on avale dans la première cuillerée de soupe, en dînant.

19. — VOMISSEMENTS ET HOQUET.

Une tasse de café pur quelquefois l'arrête ; s'il revient, huit ou dix gouttes d'éther sur un morceau de sucre, une fois ou deux.

20. — CONSTIPATION.

Boire de la décoction de pruneaux ou de tamarins, avec un peu de sel d'Epsom ; prendre des lavements d'eau de mer ou de savon ; manger des aliments à l'huile.

21. — COLIQUES.

Suite d'une indigestion, beaucoup d'eau chaude ou du thé, des lavements d'eau de graine de lin. Si elles sont douloureuses, sans excès d'aliments, après avoir pris plusieurs tasses de thé, on mettra dans un demi-verre de vin cinquante gouttes de baume du Commandeur et vingt-cinq de laudanum liquide, qu'on avalera de suite. On continuera de boire et de prendre des lavements émollients.

22. — HERNIE OU DESCENTE.

Celui qui en a une habituellement, sera dispensé de serrer les voiles : le ventre appuyé sur les vergues peut l'estropier.

Celui qui en sera atteint tout d'un coup, sera de suite couché sur le dos et étendu sur un cadre, la tête un peu relevée, la ceinture lâchée, les genoux relevés et soutenus ; on couvrira l'aîne blessée d'un cataplasme tiède et épais de farine de graine de lin entre deux linges, qu'on renouvelle de quatre heures en quatre heures. A chaque pansement on tâchera, par un mouvement doux des doigts, de repousser le boyau dans le ventre. Le malade fera diète. On lui donnera un ou deux lavements d'eau tiède ; s'il le vide, le boyau rentrera plus aisément. Après vingt-quatre heures, s'il n'est pas rentré, on placera le blessé les épaules par terre, les reins et les cuisses sur quelque chose élevé de douze à quinze pouces ; on renouvellera, à diverses reprises, les mouvements déjà indiqués ; en même temps une seconde personne ballottera un peu le ventre avec les deux mains : il est probable qu'on réussira. Il portera ensuite un bandage.

23. — DYSSENTERIE OU DÉVOIEMENT AVEC COLIQUES, MATIÈRES GLAIREUSES ET SANGLANTES.

On donnera une dose d'ipécacuanha ; on fera bouillir une cuillerée de riz et une tête de pavot dans trois chopines d'eau, pour boisson. Un lavement, le soir, d'eau de graine de lin, dans lequel on mettra quarante gouttes de laudanum liquide ; on vivra de riz à l'eau et au sucre.

24. — MAL DE GORGE ENFLAMMÉ.

Les pieds dans l'eau, un cataplasme émollient autour du col, se gargariser avec de l'eau et du vinaigre, se rafraîchir.

25. — LUETTE TOMBÉE.

On portera une pincée de poivre, avec le manche d'une cuillère, sur le bout de la luette ; on se gargarisera avec de l'eau et du vinaigre.

26. — FIÈVRE CONTINUE.

Faire boire beaucoup de limonade au citron ou au vinaigre, mettre souvent les pieds dans l'eau tiède; faire vomir avec une dose d'ipécacuanha, si la bouche devient très-amère; prendre des lavements émollients, et purger quand elle est éteinte.

27. — PETITE VÉROLE OU VERRETTE.

On se conduit comme dans la fièvre continue : ne pas priver le malade d'air, ne le pas trop couvrir et le tenir propre avec précaution; ne lui donner aucun purgatif, ses boutons une fois sortis; et si la petite vérole rentrait, que la raison se perdît, tout de suite un emplâtre vésicatoire sur les mollets; ne le purger qu'après le quatorzième jour de la maladie.

28. — FIÈVRE DE DEUX JOURS L'UN, OU QUARTE.

Après le second accès, on fait vomir, le jour du repos, avec une dose d'ipécacuanha; après le troisième, la médecine de manne, séné et sel d'Epsom. Après, on donne, trois ou quatre jours de suite, six heures avant la fièvre au moins, une petite cuillerée d'à-peu-près trois gros de quinquina en poudre délayé dans une tasse d'eau tiède; si elle disparaît, cela suffit, on ne purge plus. Si elle ne fait que diminuer, on diminue la dose; si elle résiste, on l'abandonne jusqu'à la relâche, et on appellera un médecin,

29. — GALE.

On se frottera, le premier jour, avec un morceau gros comme un dez d'onguent citrin, sur chaque bras; le second, sur chaque cuisse, et le troisième sur chaque jambe, et ainsi de suite trois fois; ce qni fera neuf frictions en neuf jours. On boira, pendant le traitement, de la décoction de parelle; on se purgera avec une prise de la poudre purgative; et on prendra un bain d'eau de mer. Il sera nécessaire de laver et de nettoyer toutes les hardes.

30. — MALADIE VÉNÉRIENNE.

Se rafraîchir, se baigner à l'eau de mer, faute d'autre; boire peu de vin, panser les ulcères avec du cérat, se tenir propre, prendre par jour une ou deux pilules de Belloste, et attendre l'attérage.

31. — SCORBUT.

L'eau filtrée l'éloigne du bord. Boire la décoction de sommités de pin du nord; mêler de l'oseille confite aux aliments; un peu d'esprit de cochléaria aux gargarismes; et, le plutôt possible, des vivres frais.

32. — EN CAS DE NAUFRAGE.

Si le naufrage a lieu sur un local, sans eau douce, on se placera dans l'eau de mer jusqu'au cou, une heure le matin, une heure à midi, et une heure le soir : on ne mourra pas de soif.

COFFRE DE MÉDICAMENTS
POUR QUINZE HOMMES.

REMÈDES EXTERNES.

EAU-DE-VIE camphrée.
Eau vulnéraire spiritueuse.
Baume du Commandeur.
Baume tranquille.
Baume d'Arcæus.
Emplâtre de ciguë.
Idem de diachylon.
Idem vésicatoire.
Onguent de la Mère.
Idem basilicum.
Idem de styrax.
Idem napolitain.
Idem gris.
Idem citrin.
Cérat de Galien.
Poudre de colophane.
Agaric de chêne.
Extrait de saturne.
Farine de graine de lin.
Manne et séné.

REMÈDES INTERNES.

Prise d'émétique de deux grains.
Idem d'ipécacuanha de 24 grains.
Idem de poudre purgative de 25 grains.
Sel d'Epsom.
Rhubarbe en poudre.
Médecine douce.
Pilules de Belloste de 4 grains.

Pilules d'opium gommeux d'un grain.
Laudanum liquide.
Ether sulfurique.
Thériaque.
Vulnéraire suisse.
Alkali volatil.
Sel de nitre.
Teinture d'absinthe.
Quinquina en poudre.
Jus de réglisse noir.
Racine de parelle.
Idem de chiendent.
Idem de réglisse.
Idem de grande consoude.
Orge mondé.
Camomille romaine.
Graine de lin entière.
Têtes de pavot.
Fleurs pectorales.
Sommités de pin.
Tamarin.

INSTRUMENTS.

Seringues à lavement.
Idem à injection.
Bandages à hernies, deux.
Ciseaux.
Petite pince pour pansement.
Aiguilles et épingles.
Charpie et linge.

Les quantités seront proportionnées au nombre d'hommes et à la longueur des voyages.
On n'omettra jamais l'agaric ni la colophane.

MANIÈRE DE PRÉPARER CERTAINS REMÈDES.

VOMITIFS.

Il faut toujours boire beaucoup d'eau tiède ; et , pour les médecines, du thé.

MÉDECINE DOUCE.

Gros comme un œuf de manne ; séné, une pincée avec trois doigts ; sel d'Epsom, demi-cuillerée : verser dessus une tasse d'eau bouillante, laisser infuser douze heures ; passez et avalez.

TISANE.

On fait bouillir les racines un quart-d'heure dans l'eau : cela s'appelle décoction. Sur les fleurs on verse de l'eau bouillante ; après un quart-d'heure, on les passe : cela s'appelle infusion.

POUR LES RHUMES.

Gros comme une noisette de jus de réglisse fondu dans une bouteille d'eau chaude ; ou bien une tisane de chiendent, de réglisse et de fleurs pectorales.

VÉSICATOIRES.

Un emplâtre de trois pouces en carré ; panser ensuite avec un onguent basilicum.

CATAPLASME ÉMOLLIENT.

Une poignée de farine de graine de lin cuite dans l'eau, pour toute grosseur rouge et douloureuse.

CATAPLASME FONDANT.

Une demi-cuillerée d'extrait de saturne dans une pinte d'eau. On fait des cataplasmes avec de la mie de pain et de la farine de graine de lin, pour faire fondre les abcès.

Nantes, ce 1ᵉʳ octobre 1816.

Le Médecin de la Marine,

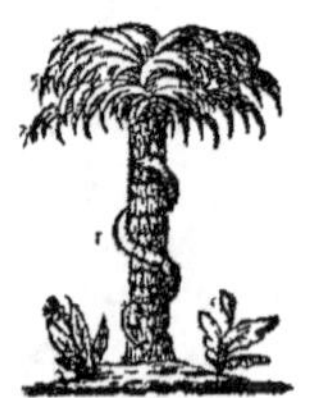

A NANTES,

Chez Victor Mangin, Imprimeur en Caractères et en Taille-Douce, Libraire, Éditeur de la *Feuille d'Affiches* et du *Prix courant*, rue de la Fosse, n° 28. (14 décembre 1817) — 1940.

PROCÈS-VERBAL

DE VISITE

DU COFFRE DE MÉDICAMENTS ET USTENSILES

POUR LES NAVIRES

SUR LESQUELS IL N'EST PAS EMBARQUÉ DE CHIRURGIEN.

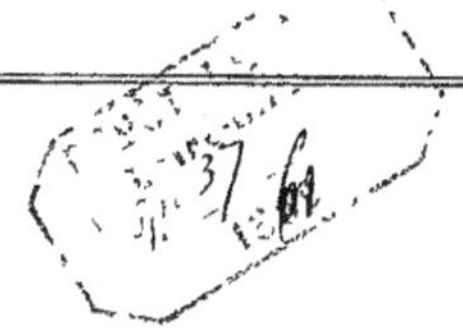

EXÉCUTION DE L'ORDONNANCE ROYALE

EN DATE DU 4 AOUT 1819.

LE

CAPITAINE

L'an mil huit cent   *le   jour du mois de*

Nous soussignés

composant la Commission établie au port d   *en exécution de*
l'Ordonnance du Roi en date du 4 août 1819, avons constaté en présence de
M   *capitaine du navire l*
du port de   *tonneaux, ayant*   *hommes, appartenant*
à M.   *destiné pour*   *, que le coffre*
de médicaments de ce navire, livré par M.   *, pharmacien,*
renferme les objets ci-après mentionnés, lesquels nous certifions être de bonne
qualité et parfaitement propres à l'usage auquel ils doivent être employés.

MÉDICAMENTS.	QUANTITES	
	DE 8 à 12 HOMMES.	DE 13 à 19 HOMMES.
	grammes	grammes
Acide tartrique en poudre....	32	48
Alcali volatil fluor.........	20	32
Amidon	500	500
Baume opodeldoch solide.....	64	125
Idem de copahu..........	125	192
Calomélas à la vapeur.....	20	32
Cantharides en poudre....	20	32
Chlorure d'oxyde de sodium...	1000	2000
Crème de tartre en poudre......	192	250
Eau-de-vie camphrée....... Un litre		
Emplâtre à vésicatoire .	64	64

Nous avons laissé aux médicaments leurs dénominations les plus connues, le capitaine étant muni d'une instruction pour les administrer : ces denominations ne pourront être changées par les pharmaciens qui fournissent les coffres.

Dans l'intérêt de la conservation des objets contenus dans ce coffre, il fermera à clé, sera à compartiments disposés de manière à ce que les médicaments, linge et ustensiles divers y soient convenablement placés; il ne pourra être mis dans le coffre de médicaments aucun objet étranger au traitement des malades.

Les médicaments devront être contenus dans des vases ou flacons convenablement bouchés, pour les préserver de l'humidité.

Après la visite du coffre, scellé par la Commission, la clé, avec une étiquette portant le nom du navire, celui du capitaine et sa destination, sera remise, avec le certificat de visite, au bureau de l'inscription maritime, pour être rendue au capitaine ou à son représentant avec son rôle d'équipage.

<table>
<tr><td rowspan="4" align="center">SUITE DES MÉDICAMENTS.</td><td colspan="2" align="center">QUANTITES</td></tr>
<tr><td align="center">DL</td><td align="center">DE</td></tr>
<tr><td align="center">8 à 12</td><td align="center">13 à 19</td></tr>
<tr><td align="center">HOMMES.</td><td align="center">HOMMES.</td></tr>
<tr><td></td><td align="center">grammes</td><td align="center">grammes</td></tr>
<tr><td>Emplâtre de diachylon gommé</td><td align="center">64</td><td align="center">125</td></tr>
<tr><td>Idem de Vigo cum mercurio</td><td align="center">64</td><td align="center">64</td></tr>
<tr><td>Éther sulfurique rectifié.</td><td align="center">32</td><td align="center">64</td></tr>
<tr><td>Extrait de réglisse</td><td align="center">500</td><td align="center">500</td></tr>
<tr><td>Idem de Saturne</td><td align="center">125</td><td align="center">125</td></tr>
<tr><td>Farine de moutarde.</td><td align="center">250</td><td align="center">500</td></tr>
<tr><td>Idem de semence de lin</td><td align="center">1000</td><td align="center">1000</td></tr>
<tr><td>Fleur de camomille romaine.</td><td align="center">32</td><td align="center">64</td></tr>
<tr><td>Idem de sureau.</td><td align="center">32</td><td align="center">64</td></tr>
<tr><td>Gomme arabique en poudre.</td><td align="center">250</td><td align="center">500</td></tr>
<tr><td>Huile de palma-christi.</td><td align="center">125</td><td align="center">192</td></tr>
<tr><td>Laudanum liquide de Sidenham (vin d'opium).</td><td align="center">64</td><td align="center">64</td></tr>
<tr><td>Miel blanc.</td><td align="center">1000</td><td align="center">1500</td></tr>
<tr><td>Orge perlé</td><td align="center">1000</td><td align="center">1500</td></tr>
<tr><td>Onguent anti-psorique du codex.</td><td align="center">192</td><td align="center">250</td></tr>
<tr><td>Idem jaune</td><td align="center">64</td><td align="center">125</td></tr>
<tr><td>Idem mercuriel simple (ou gris).</td><td align="center">48</td><td align="center">64</td></tr>
<tr><td>Idem ou pommade au garou, du codex</td><td align="center">32</td><td align="center">32</td></tr>
<tr><td>Idem de styrax</td><td align="center">64</td><td align="center">64</td></tr>
<tr><td>Paquets d'émétique, de 5 centigrammes chaque</td><td align="center" colspan="2">16</td></tr>
<tr><td>Idem d'ipécacuanha en poudre, de 40 centigrammes chaque.</td><td align="center" colspan="2">16</td></tr>
<tr><td>Idem de rhubarbe en poudre, de 60 centigrammes chaque.</td><td align="center" colspan="2">30-40</td></tr>
<tr><td>Idem de rhubarbe contuse, de 4 grammes chaque.</td><td align="center" colspan="2">4-6</td></tr>
<tr><td>Idem de manne, de 64 grammes chaque</td><td align="center" colspan="2">3-4</td></tr>
<tr><td>Idem de jalap en poudre, de 2 grammes chaque</td><td align="center" colspan="2">8-12</td></tr>
<tr><td>Idem de sulfate de quinine, de 20 centigrammes chaque.</td><td align="center" colspan="2">50-30</td></tr>
<tr><td>Pastilles d'ipécacuanha, du codex.</td><td align="center">64</td><td align="center">64</td></tr>
<tr><td>Semence de lin.</td><td align="center">1000</td><td align="center">1500</td></tr>
<tr><td>Sel d'Epsom.</td><td align="center">250</td><td align="center">575</td></tr>
<tr><td>Sel de nitre.</td><td align="center">32</td><td align="center">64</td></tr>
<tr><td>Taffetas gommé</td><td align="center" colspan="2">Pièces, 1-2</td></tr>
<tr><td>Teinture de cannelle saturée</td><td align="center">96</td><td align="center">125</td></tr>
<tr><td>Idem de quinquina saturée.</td><td align="center">96</td><td align="center">125</td></tr>
<tr><td>Têtes de pavot oriental.</td><td align="center" colspan="2">6 et 8</td></tr>
<tr><td colspan="3" align="center">LINGES, USTENSILES ET AUTRES OBJETS.</td></tr>
<tr><td>Charpie fine</td><td align="center">250</td><td align="center">500</td></tr>
<tr><td>Fil retors</td><td align="center">32</td><td align="center">64</td></tr>
<tr><td>Linge à pansement, dont un tiers en drap, pour bandes.</td><td align="center">6000</td><td align="center">9000</td></tr>
<tr><td>Aiguilles et leur étui</td><td align="center" colspan="2">9</td></tr>
<tr><td>Bandages herniaires simples, 1 droit et 1 gauche, avec sous-cuisse</td><td align="center" colspan="2">2</td></tr>
<tr><td>Bougies en gomme élastique.</td><td align="center" colspan="2">2</td></tr>
<tr><td>Ciseaux à linge</td><td align="center" colspan="2">Paire 1</td></tr>
</table>

SUITE DES USTENSILES ET AUTRES OBJETS.	NOMBRE.
Épingles	200
Galon de fil . . . . Mètres.	12
Lancettes dans leur étui	2
Peau blanche de mouton	1
Poêlon de fer-blanc d'un litre	1
Seringues à injection	2
Idem à lavement, avec canule courbe en étain, et deux canules en buis.	1
Sondes en gomme élastique	2
Urinal en étain ou en fer-blanc	1

Déclarons, en outre, que nous avons remis audit sieur
capitaine du navire 1   *une instruction sur l'usage à faire*
des médicaments contenus dans ledit coffre.

Nantes, Imprimerie de Vincent Forest, place du Commerce, 1.

Nantes, Imprimerie de VINCENT FORFST, place du Commerce, 4.